Blefaroplastia

Em Realidade Aumentada

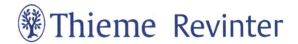

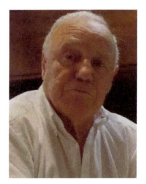

João Jairney Maniglia
Graduado em Medicina pela Universidade de São Paulo (USP - Ribeirão Preto)
Residência em Cirurgia Geral no Hospital Brasília de São Paulo
Internato Rotatório no Queens General Hospital – Nova York, EUA

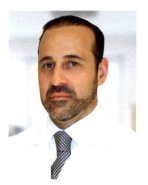

Fábio F. Maniglia
Coordenador e Preceptor do *Fellowship* de Plástica Facial do Hospital Instituto Paranaense de Otorrinolaringologia (IPO) – PR
Residência Médica em Otorrinolaringologia pelo Hospital de Clínicas da Universidade Federal do Paraná (UFPR)
Mestre em Cirurgia pela UFPR

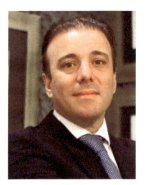

Ricardo Fabricio Maniglia
Board Cerfied pela International Federation of Facial Plastic Surgery Societies - I.F.F.P.S.S
Residência Médica em Otorrinolaringologia pelo Hospital de Clínicas da Universidade Federal do Paraná (UFPR)
Fellowship no Oregon Health & Sciense University em Facial Plastic & Reconstructive Surgery, EUA

Blefaroplastia

Em Realidade Aumentada

João Jairney Maniglia
Fábio F. Maniglia
Ricardo Fabricio Maniglia

Thieme
Rio de Janeiro • Stuttgart • New York • Delhi

Dados Internacionais de Catalogação na Publicação (CIP) de acordo com ISBD

M278b

    Maniglia, João Jairney
    Blefaroplastia: Em Realidade Aumentada/ João Jairney Maniglia, Fábio F. Maniglia, Ricardo Fabricio Maniglia. – Rio de Janeiro: Thieme Revinter Publicações Ltda., 2021.

    60 p.: 16cm x 23cm.
    Inclui Índice Remissivo e Bibliografia.
    ISBN   978-65-5572-092-1
    eISBN 978-65-5572-093-8

    1. Medicina. 2. Cirurgia Plástica Ocular. I. Maniglia, Fábio F.
    II. Maniglia, Ricardo Fabricio. III. Título.

                                  CDD: 610
2021-2560   CDU: 61

Elaborado por Vagner Rodolfo da Silva - CRB-8/9410

Contato com o autor:
otorrinomarco@gmail.com

© 2021 Thieme. All rights reserved.

Thieme Revinter Publicações Ltda.
Rua do Matoso, 170
Rio de Janeiro, RJ
CEP 20270-135, Brasil
http://www.ThiemeRevinter.com.br

Thieme USA
http://www.thieme.com

Design de Capa: © Thieme
Créditos Imagem da Capa: Patrick Braga – Med Pixel

Impresso no Brasil por Forma Certa Gráfica Digital Ltda.
5 4 3 2 1
ISBN 978-65-5572-092-1

Também disponível como eBook:
eISBN 978-65-5572-093-8

Nota: O conhecimento médico está em constante evolução. À medida que a pesquisa e a experiência clínica ampliam o nosso saber, pode ser necessário alterar os métodos de tratamento e medicação. Os autores e editores deste material consultaram fontes tidas como confiáveis, a fim de fornecer informações completas e de acordo com os padrões aceitos no momento da publicação. No entanto, em vista da possibilidade de erro humano por parte dos autores, dos editores ou da casa editorial que traz à luz este trabalho, ou ainda de alterações no conhecimento médico, nem os autores, nem os editores, nem a casa editorial, nem qualquer outra parte que se tenha envolvido na elaboração deste material garantem que as informações aqui contidas sejam totalmente precisas ou completas; tampouco se responsabilizam por quaisquer erros ou omissões ou pelos resultados obtidos em consequência do uso de tais informações. É aconselhável que os leitores confirmem em outras fontes as informações aqui contidas. Sugere-se, por exemplo, que verifiquem a bula de cada medicamento que pretendam administrar, a fim de certificar-se de que as informações contidas nesta publicação são precisas e de que não houve mudanças na dose recomendada ou nas contraindicações. Esta recomendação é especialmente importante no caso de medicamentos novos ou pouco utilizados. Alguns dos nomes de produtos, patentes e design a que nos referimos neste livro são, na verdade, marcas registradas ou nomes protegidos pela legislação referente à propriedade intelectual, ainda que nem sempre o texto faça menção específica a esse fato. Portanto, a ocorrência de um nome sem a designação de sua propriedade não deve ser interpretada como uma indicação, por parte da editora, de que ele se encontra em domínio público.

Todos os direitos reservados. Nenhuma parte desta publicação poderá ser reproduzida ou transmitida por nenhum meio, impresso, eletrônico ou mecânico, incluindo fotocópia, gravação ou qualquer outro tipo de sistema de armazenamento e transmissão de informação, sem prévia autorização por escrito.

DEDICATÓRIA

Este manual é dedicado a todos os professores convidados do curso e aos alunos que dele participaram.

AGRADECIMENTOS

Agradeço aos Assistentes do Grupo de Converse do Hospital Manhattan Eye, Ear and Throat pelo aprendizado em cirurgia plástica facial (J. M. Converse, Thomas Rees, Carey Guy e tantos outros).

Sou grato a Byron-Smith, chefe da plástica ocular deste Hospital, e especialmente a Albert Hornblass (Presidente da Academia Americana de Plástica Ocular) pelos ensinamentos.

Agradeço a Academia Americana de Plástica Facial por me conceder o prêmio Davalos de ensino em 2014.

Sou imensamente grato aos meus filhos, Ricardo e Fabio, por me ajudarem na organização dos Cursos Internacionais e por se tornarem melhores que o pai.

Agradeço ao Dr. João Luiz Faria, sócio-administrador do IPO e excelente cirurgião, que foi chefe do serviço de plástica ocular na minha ausência.

Agradeço a Maria Helena, minha esposa querida, pelo suporte em todos esses anos.

APRESENTAÇÃO

Esta obra faz parte de um manual prático de Cirurgia Plástica Ocular com base na experiência do nosso serviço e um curso anual internacional de cirurgia plástica ocular que organizamos no Hospital IPO de Curitiba com o objetivo de fornecer conhecimentos práticos para Otorrinos, Oftalmologistas, Cirurgiões Plásticos Faciais e Cirurgiões Craniomaxilofaciais.

Um dos autores (João Maniglia) viveu em Nova York onde completou sua Residência Médica em Otorrinolaringologia, Cirurgia de Cabeça e Pescoço no Hospital Brooklyn Eye and Ear no qual teve contato com Oftalmologistas e Cirurgias Plásticas Faciais.

Após sua Residência, foi médico do *staff* do Manhattan Eye, Ear and Throat Hospital, sendo preceptor da Residência de Otorrinolaringologia, tendo contato com o grupo de médicos do Professor Converse, quando aprendeu a técnica de blefaroplastia, e, com Byron-Smith e Albert Hornblass, aprendeu as técnicas de plásticas palpebrais funcionais.

Voltando ao Brasil, em 1977, foi chefe do serviço de plástica ocular do Hospital das Clínicas da Universidade Federal do Paraná e, no Hospital IPO, promoveu um Curso Internacional de Cirurgia Plástica Ocular, com convidados internacionais, que é a base da formação deste manual.

Nos últimos 20 anos, o curso foi organizado e as aulas e cirurgias de demonstração foram feitas por convidados internacionais e, principalmente, pelos Drs. Ricardo e Fabio Maniglia.

PREFÁCIO

Meu interesse por Cirurgia Plástica Ocular foi iniciado durante a minha residência de Otorrinolaringologia no Hospital Brooklyn Eye and Ear, de 1967 até 1970, em Nova York.

Nesse hospital, havia um serviço de vias lacrimais onde os residentes de Oftalmo e Otorrino faziam rotação aprendendo dacriocistorrinostomia externa.

Após o término de minha residência, já pertencendo ao *staff* do Manhattan Eye and Ear and Throat Hospital, entrei em contacto com oftalmologistas famosos (Byron-Smith, Albert Hornblass) e cirurgiões plásticos da melhor estirpe, do grupo do professor J. M. Converse, onde pude aprimorar a cirurgia plástica facial.

Meu irmão, Antonio Maniglia, era o preceptor da residência de Otorrino, o que foi de extrema valia no aprimoramento de minha formação.

Eventualmente, com a mudança de Tony Maniglia para Miami, eu assumi a posição de preceptor no hospital, cujo chefe era Richard Bellucci.

Albert Hornblass era o preceptor da residência de Oftalmologia, sendo especialista de Cirurgia Plástica Ocular com atuação na guerra do Vietnã. Tornamo-nos grandes amigos.

Após mais de 12 anos em Nova York, retornei ao Brasil e tornei-me professor assistente de Otorrinolaringologia da Universidade Federal do Paraná de Curitiba, a convite do Professor Leonidas Mocellin.

A Oftalmologia pertencia ao Departamento de Otorrino, porém não havia serviço de plástica ocular.

Fui convidado pelo chefe da Oftalmologia (prof. Francisco de Paula Soares) para montar um serviço de plástica ocular.

Convidei o prof. Albert Hornblass que veio a Curitiba e ensinou-nos as cirurgias básicas de oculoplastia.

Ele teve bastante sucesso em sua vida. Eventualmente, foi Presidente da Academia Americana de Cirurgia Plástica Ocular.

Curitiba foi um centro importante de vias lacrimais, onde foi fundada a Sociedade Brasileira de Vias Lacrimais com a participação do Professor Milhomens.

Além de ensinar nossos residentes, organizamos vários cursos nacionais e internacionais no Hospital de Clínicas de Curitiba.

Com a fundação do Hospital IPO, em 2000, passamos a sediar um curso anual internacional, tendo um ou mais convidados internacionais, entre eles o prof. B. C. K. Patel de Salt Lake City (que foi *fellow* de Anderson).

Este manual é o resultado cumulativo das técnicas mais bem-sucedidas aprendidas durante este curso, com o intuito de facilitar o aprendizado dos residentes de Otorrino, Oftalmologia, Cirurgia Plástica Facial e Maxilofacial.

SUMÁRIO

1 BLEFAROPLASTIA 1
ANATOMIA 1
AVALIAÇÃO DO PACIENTE E DIAGNÓSTICO 3
PÁLPEBRA SUPERIOR 3
PÁLPEBRA INFERIOR 4
DOCUMENTAÇÃO FOTOGRÁFICA 4

2 BLEFAROPLASTIA SUPERIOR 5
OCIDENTALIZAÇÃO DA PÁLPEBRA SUPERIOR ORIENTAL 5
TRATAMENTO CIRÚRGICO POR VIA EXTERNA DA PTOSE PALPEBRAL SUPERIOR 6
TRATAMENTO CIRÚRGICO DA ÓRBITA SENIL 6
PASSO 1 — MARCAÇÃO DO SULCO PALPEBRAL SUPERIOR (CANTO DO NARIZ 1CM —
　　　　　 MARCAÇÃO CIRCULAR/MARCAÇÃO LATERAL DA PÁLPEBRA EM 45 GRAUS) 8
PASSO 2 — INFILTRAÇÃO (XILOCAÍNA + ADRENALINA) 9
PASSO 3 — INCISÃO DA PÁLPEBRA SUPERIOR (RETIRADA DE PELE) 10
PASSO 4 — CAUTERIZAÇÃO 11
PASSO 5 — RETIRADA/CAUTERIZAÇÃO DE MÚSCULO ORBICULAR 12
PASSO 6 — DESCOLAMENTO DA GORDURA GALEAL 13
PASSO 7 — RETIRADA DA GORDURA GALEAL 14
PASSO 8 — SECCIONAR O PERIÓSTEO 15
PASSO 9 — DESCOLAR O PERIÓSTEO 16
PASSO 10 — SECÇÃO DO LIGAMENTO ORBITAL 17
PASSO 11 — SUTURA 18

3 SUSPENSÃO TRANSPALPEBRAL DE SUPERCÍLIO 19
TÉCNICA DE ANDERSON 19
SUSPENSÃO DO SUPERCÍLIO (MC CORDY) 19

4 SUSPENSÃO DO SUPERCÍLIO VIA REGIÃO TEMPORAL E FRONTAL (CIRURGIA DE SUSPENSÃO TEMPORAL) 21
PASSO 1 — INFILTRAÇÃO DA REGIÃO TEMPORAL 23
PASSO 2 — RESSECÇÃO DO TRIÂNGULO DE PELE DO COURO CABELUDO 24

PASSO 3 — DESCOLAR ENTRE A FÁSCIA TEMPORAL PROFUNDA E A SUPERFICIAL 25
PASSO 4 — ROMPER A LINHA TEMPORAL 26
PASSO 5 — FIXAR A FÁSCIA NO PERIÓSTEO 27
PASSO 6 — SUTURA DO COURO CABELUDO 28

5   BLEFAROPLASTIA INFERIOR 29
BLEFAROPLASTIA TRANSCONJUNTIVAL COM OU SEM *PINCH* DE PELE 29
BLEFAROPLASTIA ECLÉTICA 31
ORIENTAÇÕES PÓS-OPERATÓRIAS 32
POSSÍVEIS COMPLICAÇÕES 32
COMPLICAÇÕES 32
PASSO 1 — MEATOTOMIA E INCISÃO SUBCILIAR 34
PASSO 2 — DESLOCAMENTO DE PELE 35
PASSO 3 — CORTAR/SEPARAR MÚSCULO ORBICULAR (PRÉ-SEPTAL DO PRÉ-TARSAL) 36
PASSO 4 — EXPOSIÇÃO E REPOSICIONAMENTO DA BOLSA DE GORDURA 37
PASSO 5 — CANTOPEXIA 38
PASSO 6 — RESSECÇÃO DE EXCESSO DE PELE 39
PASSO 7 — REPOSICIONAMENTO DO MÚSCULO ORBICULAR 40
PASSO 8 — SUTURA FINAL 41

ÍNDICE REMISSIVO 43

Blefaroplastia

Em Realidade Aumentada

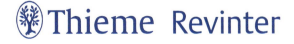

BLEFAROPLASTIA

Denominamos blefaroplastia a cirurgia plástica palpebral na qual, por meio de técnicas cirúrgicas, melhoramos a parte estética, como bolsas de gordura, excesso de pele e volume; funcional, como ectrópio, entrópio e ptose; e estrutural, como posicionamento de supercílio e margem palpebral. Pode ser de pálpebra superior ou inferior, de ambos os lados, além de servir como acesso para outras cirurgias como frontoplastia reversa, entre outras.

O objetivo deste livro é passar um pouco da nossa experiência nesta área para ajudar no desenvolvimento dos médicos interessados.

ANATOMIA

As pálpebras superior e inferior cobrem a área anterior do globo ocular e protegem a córnea.

A margem superior da pálpebra está posicionada em um nível médio entre o limbo superior da córnea e a pupila. O ápice da pálpebra superior ocorre entre a margem medial da pupila e o limbo medial da córnea. O ponto mais inferior da margem da pálpebra inferior é lateral ao ponto médio no limbo lateral da córnea.

A rima das pálpebras mede entre 9 e 10 mm na vertical e entre 28 e 30 mm na horizontal.

A distância entre os ângulos mediais é de 30 mm.

A pálpebra superior apresenta o sulco orbitopalpebral, que divide a pálpebra em duas porções: abaixo está a porção palpebral e tarsal e acima está a porção orbital. O sulco é formado pela inserção da aponeurose do músculo elevador no septo orbitário. Em geral o sulco palpebral está situado entre 8 e 11 mm acima da margem palpebral.

O ângulo lateral fica 2 mm mais alto do que o ângulo medial, conferindo aos olhos um aspecto amendoado (Fig. 1-1).

As pálpebras têm diferentes camadas de acordo com a porção avaliada, sendo quatro camadas na porção tarsal e sete camadas na porção periférica. Na porção tarsal, temos: 1) pele e tecido subcutâneo, 2) músculo orbicular do olho, 3) tarso e 4) conjuntiva. Na porção periférica das pálpebras superiores, temos: 1) pele e tecido subcutâneo, 2) músculo orbicular do olho, 3) septo orbital, 4) gordura pós-septal ou orbital, 5) aponeurose do elevador da pálpebra superior, 6) músculo de Müller e 7) conjuntiva.

O músculo orbicular do olho é um músculo estriado formado pelas porções palpebral e orbital. A inervação é feita na porção superior da órbita pelo ramo temporal do nervo facial, e, na porção inferior, é inervada pelo ramo zigomático do nervo facial. A porção palpebral do músculo orbicular divide-se em duas partes. A porção pré-tarsal situa-se sobre a placa tarsal do músculo orbicular e é aderida firmemente ao tarso. Inicia-se no canto lateral e insere-se no canto medial.

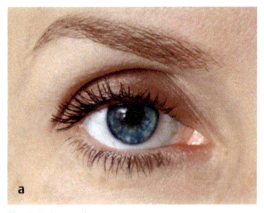 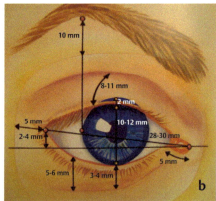

Fig. 1-1. Anatomia.

A porção pré-septal adere-se frouxamente à pele, cobre o septo orbital das pálpebras superiores e inferiores e suas fibras reúnem-se lateralmente para formar a rafe palpebral lateral. A porção medial insere-se na fáscia lacrimal na parte lateral do saco lacrimal e sua contração permite a entrada da lágrima no saco lacrimal. Quando os músculos relaxam, a fáscia lacrimal retorna para sua posição normal e a lágrima escoa direto para o ducto lacrimonasal.

O septo orbital é uma membrana fibrosa de tecido conjuntivo que separa as bolsas de gordura orbitais e estruturas orbitais profundas da própria pálpebra. O septo funde-se lateralmente com o tendão cantal lateral e medialmente com a aponeurose do elevador da pálpebra superior. O septo orbicular na pálpebra superior insere-se no músculo elevador; todavia, na pálpebra inferior, o septo e a aponeurose do músculo retrator inserem-se na margem inferior do tarso e do fórnix inferior. Por trás do septo, localizam-se os compartimentos da bolsa de gordura. Com o envelhecimento, tanto o septo quanto o músculo orbicular e a pele ficam mais frouxos, causando prolapso de gordura orbital, o que a torna proeminente.

As bolsas de gordura palpebrais estão localizadas atrás do septo orbital e à frente dos retratores da pálpebra. Na pálpebra inferior, existem três compartimentos: nasal, central e lateral. As bolsas de gordura palpebrais são envolvidas por uma fina fáscia fibrosa, individualizando-as em compartimentos separados. Na pálpebra superior, existem dois compartimentos: medial e central. A glândula lacrimal dispõe-se lateralmente, podendo ser confundida com o corpo adiposo. Vasos sanguíneos percorrem a superfície das bolsas e podem ser traumatizados durante a blefaroplastia, gerando sangramento que pode levar ao aumento da pressão intraocular e até à cegueira.

O músculo elevador da pálpebra superior é inervado pelo nervo oculomotor (3º par craniano). Quando muda para uma direção diagonal vertical, divide-se em aponeurose anterior e músculo tarsal de Müller posterior. É responsável pela elevação da pálpebra superior e abertura ocular. A aponeurose funde-se com o septo orbital e insere-se na face anterior do tarso. Ele é firmemente aderido ao músculo orbicular do olho e à pele por bandas fibrosas. A margem superior dessa inserção é marcada pela ruga mais inferior da pálpebra superior (sulco palpebral superior). Quando se opera no espaço pós-septal, durante a blefaroplastia, é necessário ter cuidado para evitar um trauma da aponeurose e consequente ptose. O músculo de Müller, mediante controle simpático, insere-se na margem superior da lâmina tarsal. Contribui para a elevação tônica de 2 ou 3 mm da pálpebra.

Os retratores da pálpebra inferior são constituídos por uma lâmina de tecido fibroso, têm origem na bainha do músculo reto inferior e sua inserção na borda inferior do tarso. Esse tecido assemelha-se em morfologia e função à aponeurose do músculo levantador da pálpebra superior. Os retratores são responsáveis pelo abaixamento da pálpebra inferior ao olhar para baixo. A mesma semelhança ocorre entre o músculo tarsal inferior e o tarsal superior. A placa tarsal é um tecido conjuntivo denso de cerca de 5 mm, que dá estrutura à pálpebra, estabilizando a margem palpebral. O tendão cantal medial é formado pelas inserções dos músculos pré-tarsais e pré-septais. Sua porção superficial insere-se na crista lacrimal anterior e aprofunda na crista lacrimal posterior.

A região frontal é composta de cinco camadas: pele, tecido subcutâneo, músculo frontal, camada areolar frouxa e periósteo. O sistema musculoaponeurótico superficial (SMAS) desta região é composto pela camada muscular frontal, e o nervo facial está abaixo do SMAS.

Deve-se evitar descolamento subgaleal na região próxima a 3 cm do rebordo orbitário, pois o nervo facial penetra no músculo frontal lateralmente nesta região (realizar descolamento subperiosteal para proteger o nervo). As camadas da região temporal são análogas às anteriores, porém o SMAS é formado pela fáscia temporoparietal, conhecida também como fáscia temporal superficial. O ramo temporoparietal do nervo facial está profundamente a esta fáscia, na região do arco zigomático. A camada areolar frouxa está igualmente presente.

Abaixo encontramos o músculo temporal com sua verdadeira fáscia, nomeada como fáscia temporal profunda por muitos.

AVALIAÇÃO DO PACIENTE E DIAGNÓSTICO

A avaliação do paciente é uma etapa muito importante para que se possa traçar o planejamento cirúrgico individualizado.

Nesta etapa é que vamos diagnosticar os problemas anatômicos e estéticos, e podemos indicar a melhor cirurgia para aquele paciente.

Após o paciente lhe dizer o que mais incomoda em seu rosto e o porquê da sua consulta, está na hora de examiná-lo e entender se as queixas dele são realmente reais.

PÁLPEBRA SUPERIOR

A primeira etapa da avaliação é identificar o posicionamento do supercílio (sobrancelha). Nos homens, o supercílio deve estar posicionado ao nível do rebordo orbitário ósseo e a cauda do supercílio na mesma altura que a cabeça do supercílio. Nas mulheres, o supercílio deverá estar a 1 cm do rebordo orbitário (em uma linha vertical traçada no limbo lateral) e a cauda deverá estar mais alta que a cabeça do supercílio. Se o cirurgião identificar qualquer alteração no posicionamento do supercílio, deverá corrigi-lo com algumas das técnicas que descreveremos a seguir.

A segunda etapa da avaliação consiste em determinar se há excesso de pele na pálpebra superior, que necessite de correção. Esse excesso pode ser na região lateral, central ou medial.

Na terceira etapa, avalia-se o excesso e as bolsas de gordura medial e central. Neste momento, o cirurgião poderá fazer uma pequena pressão no globo ocular (paciente com os olhos fechados) para ver se há abaulamento nessa região.

Na quarta e última etapa da avaliação, observa-se o posicionamento da margem palpebral (margem dos cílios). A margem palpebral deverá estar posicionado entre o limbo e a pupila, mantendo 1 cm de fenda palpebral. Em qualquer posicionamento diferente deste, estaremos fazendo diagnóstico de retração palpebral (no caso da pálpebra estar em um nível acima do posicionamento natural) ou ptose palpebral (no caso da margem palpebral estar mais baixa que o posicionamento natural).

PÁLPEBRA INFERIOR

Para indicação e planejamento cirúrgico da blefaroplastia inferior, é fundamental a avaliação de quatro pontos:

- Margem palpebral.
- Quantidade de excesso de pele.
- Bolsas de gordura.
- Ptose de região malar.

Avaliação da Margem Palpebral

A margem da pálpebra inferior deve iniciar no canto interno, passar no limite inferior do limbo e terminar de 2 a 4 mm mais alta que na porção média. Deve-se avaliar a presença de ectrópio, entrópio ou retração palpebral.

Avaliação do Excesso de Pele

Avalia-se a quantidade de pele excedente na região da pálpebra inferior. É importante mostrar ao paciente que rugas laterais ("pés de galinha") não serão corrigidas.

Avaliação das Bolsas de Gordura

Deve-se avaliar a presença de bolsas e seu posicionamento em relação à margem do rebordo orbitário, bem como a presença de *tear though*. Esta avaliação deve ser feita com o paciente em posição vertical, para acentuar as bolsas com o efeito da gravidade.

Avaliação da Ptose de Região Malar

Avalia-se a presença de queda da região malar, característica do envelhecimento, com a perda de sustentação do terço médio da face. Quando houver ptose malar, deve-se associar à blefaroplastia inferior um procedimento de reposicionamento do músculo orbicular e suspensão do músculo zigomático menor.

DOCUMENTAÇÃO FOTOGRÁFICA

A documentação fotográfica é parte importante da abordagem pré-operatória. As fotos devem ser padronizadas. Os pacientes devem ter seus cabelos presos, estar sem maquiagem, adornos ou óculos. Devem estar posicionados à frente de um fundo liso e escuro. As seguintes posições devem ser registradas com foco em toda a face: anteroposterior em repouso, anteroposterior olhando para cima, anteroposterior olhando para baixo, anteroposterior com olhos fechados, anteroposterior com contração orbicular forçada, perfil lateral direito em repouso, perfil lateral direito com olhos fechados, perfil lateral esquerdo em repouso, perfil lateral esquerdo com olhos fechados. Recomenda-se repetir as fotos entre 3 e 6 meses após a cirurgia.

BLEFAROPLASTIA SUPERIOR

CAPÍTULO 2

A técnica cirúrgica da blefaroplastia superior compreende alguns passos cirúrgicos que descreveremos a seguir.

Usamos a regra dos "10 milímetros" para determinar a ressecção de pele.

Marcamos o sulco palpebral superior com violeta genciana entre o canto interno e externo. O sulco palpebral superior normalmente está entre 8 a 11 mm da margem palpebral (cílios).

Então, geralmente, marcamos 10 mm que é uma medida que está presente na maioria dos pacientes, porém, se o sulco palpebral está presente, use-o como medida correta.

Marcamos um ponto na linha média a 10 mm do supercílio. Traçamos aí a linha superior. Desta forma preservamos 20 mm para resguardar a oclusão ocular à noite.

Na região nasal, marcamos um ponto médio a 10 mm da parede nasal e marcamos um desenho circular ("M-plastia" para evitar um epicanto cicatricial).

Na região temporal, medimos 10 mm do canto externo em direção à linha superior de ressecção de pele ou suspendemos a cauda do supercílio.

Após infiltração anestésica local, incisamos e removemos a pele.

Em pacientes jovens, retiramos uma fita de músculo orbitário, e essa ressecção promove um enfraquecimento muscular orbitário, resultando em uma leve suspensão do supercílio (por ser um músculo que faz a depressão do supercílio).

O tratamento da gordura orbitária se faz pela ressecção de gordura na bolsa medial e central ou, nas pálpebras denominadas espessas, optamos pela remoção da gordura pré-aponeurótica.

A sutura palpebral se faz com *nylon* 5-0 subcutânea e *nylon* 6-0 com pontos separados na região temporal.

Essa diferença da sutura explica-se pela espessura da pele. A pele palpebral tem pouco tecido subcutâneo e o ponto subcuticular tem melhor cicatrização. Já na pele orbital, que tem tecido subcutâneo, a sutura simples ou de pontos separados adapta-se melhor na cicatrização.

OCIDENTALIZAÇÃO DA PÁLPEBRA SUPERIOR ORIENTAL

A pálpebra oriental, pela deficiência da inserção de fibras do músculo elevador palpebral, pode apresentar ausência do sulco palpebral superior que geralmente é bilateral, mas que pode ser unilateral.

A pálpebra oriental é menor que a ocidental e o sulco palpebral situa-se a cerca de 7 ou 8 mm da margem palpebral superior.

Na técnica cirúrgica, fazemos a incisão onde queremos situar a dobra palpebral (normalmente a 10 mm da margem palpebral).

Fazemos a remoção de uma fita do músculo orbitário, localizado à margem tarsal.

Assim a cicatriz será o novo sulco palpebral.

Nas suturas da pele, devemos everter a margem da pele incisada para termos ali a nova dobra palpebral.

TRATAMENTO CIRÚRGICO POR VIA EXTERNA DA PTOSE PALPEBRAL SUPERIOR

A ptose palpebral superior pode ser congênita ou adquirida.

Existem medidas do grau de ptose e função do elevador que fazem o tratamento cirúrgico produzir simetria palpebral no pós-operatório.

A fenda palpebral (abertura ocular) é usualmente de 10 mm. Na ptose unilateral, medimos a fenda da pálpebra com a ptose e a fenda palpebral normal. A subtração da fenda da pálpebra normal e da fenda com ptose é o grau de ptose a ser corrigido.

Outra medida é a função do elevador da pálpebra com ptose.

Medimos a excursão palpebral na mirada inferior e superior.

O normal da função do elevador é acima de 15 mm.

A elevação da margem palpebral é feita pelo encurtamento da aponeurose do músculo elevador.

Quanto maior o grau de ptose e pior a função do elevador, maior será a ressecção.

Um mínimo de 12 mm deve ser utilizado em todos os casos. A cada 3 mm de suspensão adicionado à ressecção, corrigiremos 1 mm de ptose e aumento da fenda palpebral.

Para graus maiores de ptose com função média de elevador, pode-se chegar a 20 mm de ressecção.

Para graus ainda maiores de ptose com função de elevador pior, pode-se remarcar até 25 mm de aponeurose com suspensão tarsal no ligamento de Whitnall ou, em casos piores, ainda pode-se fazer a suspensão do tarso nos músculos frontais com fáscia lata ou temporal (suspensão frontal).

Um elemento adicional de controle de ressecção da aponeurose do elevador é a simulação do posicionamento da sutura: sentar o paciente e verificar a posição da margem palpebral em relação ao limbo superior da córnea.

Na ptose congênita, a margem deve ficar no limbo corneano e, nas adquiridas, entre a pupila e o limbo.

Após determinar que a sutura central esteja correta, coloca-se a sutura medial mais alta e a temporal mais baixa para acertar a margem palpebral.

Estas suturas são passadas na pele para reformar o sulco palpebral. Coloca-se uma lente escleral para proteção da córnea ou uma sutura de **Frost** (Fig. 2-1).

TRATAMENTO CIRÚRGICO DA ÓRBITA SENIL

A depressão do sulco orbitário ocorre quando a pele orbitária é muito delgada junto com um rebordo ósseo avantajado, associado a diminuição da gordura palpebral.

Quando fazemos o descolamento do plano de ROOF, encontramos a gordura pré-aponeurótica que será usada como preenchedor, assim como o periósteo que se encontra abaixo.

O material de ligamento orbitário, gordura galeal e periósteo do rebordo frontal e orbitário são descolados e mantidos pediculados no ligamento de Whitnall.

Este material é suturado por baixo do músculo orbitário, na incisão de acesso à pálpebra, promovendo um preenchimento poderoso, pediculado (diminuindo a chance de absorção) (Fig. 2-2). A sutura é feita com Vicryl 5-0.

BLEFAROPLASTIA SUPERIOR

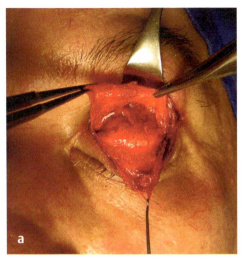
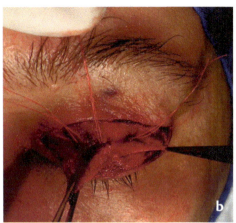
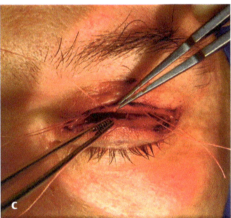

Fig. 2-1. Tratamento cirúrgico por via externa da ptose palpebral superior.

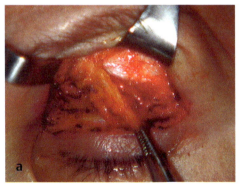
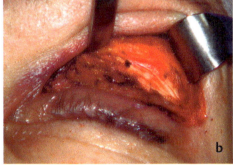

Fig. 2-2. Tratamento cirúrgico da órbita senil.

CAPÍTULO 2

PASSO 1 – MARCAÇÃO DO SULCO PALPEBRAL SUPERIOR (CANTO DO NARIZ 1CM – MARCAÇÃO CIRCULAR/ MARCAÇÃO LATERAL DA PÁLPEBRA EM 45 GRAUS)

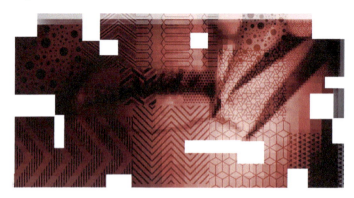

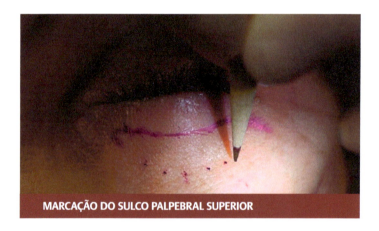

MARCAÇÃO DO SULCO PALPEBRAL SUPERIOR

O sulco palpebral é marcado com violeta de Genciana entre os cantos internos e externos. Estendemos a marcação lateral em 45 graus e a marcação de canto interno em círculo. A quantidade de ressecção de pele é determinada por um ponto localizado a 10 mm do supercílio, de forma a preservar-se 20 mm de pele palpebral (para que a pálpebra proteja o olho à noite).

 Esta página tem conteúdo em Realidade aumentada.
Acesse o app IPO Blefaroplastia, clique em começar.
Aponte a câmera do seu smartphone ou tablet para a imagem acima.

PASSO 2 – INFILTRAÇÃO (XILOCAÍNA + ADRENALINA)

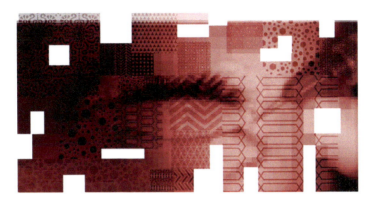

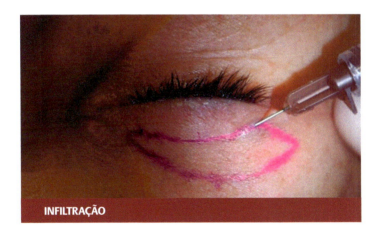

A área de ressecção de pele marcada é infiltrada com Xylocaína 2% com adrenalina 1/100.000.

Esta página tem conteúdo em Realidade aumentada.
Acesse o app IPO Blefaroplastia, clique em começar.
Aponte a câmera do seu smartphone ou tablet para a imagem acima.

PASSO 3 – INCISÃO DA PÁLPEBRA SUPERIOR (RETIRADA DE PELE)

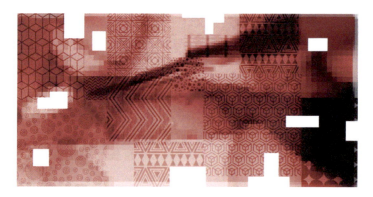

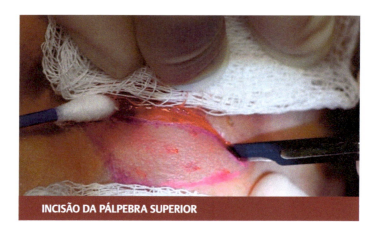

INCISÃO DA PÁLPEBRA SUPERIOR

A seguir procedemos com a incisão da pele marcada usando bisturi lâmina 15 e a retirada da pele com o mesmo bisturi para proteger o músculo orbicular.

 Esta página tem conteúdo em Realidade aumentada.
Acesse o app IPO Blefaroplastia, clique em começar.
Aponte a câmera do seu smartphone ou tablet para a imagem acima.

BLEFAROPLASTIA SUPERIOR

PASSO 4 — CAUTERIZAÇÃO

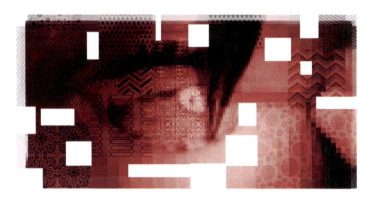

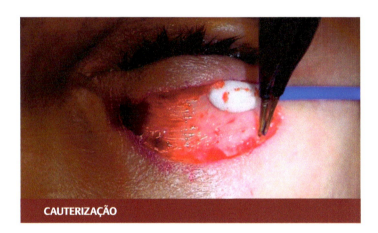

Utilizamos o cautério bipolar para a coagulação precisa dos pontos sangrantes

Esta página tem conteúdo em Realidade aumentada.
Acesse o app IPO Blefaroplastia, clique em começar.
Aponte a câmera do seu smartphone ou tablet para a imagem acima.

CAPÍTULO 2

PASSO 5 – RETIRADA/CAUTERIZAÇÃO DE MÚSCULO ORBICULAR

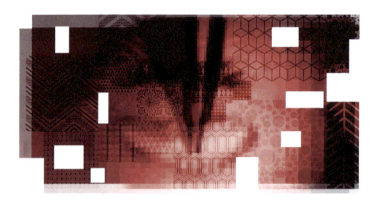

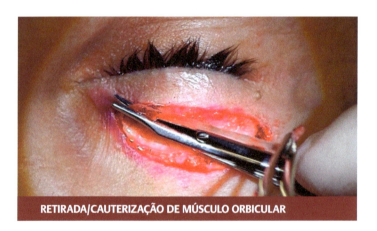

RETIRADA/CAUTERIZAÇÃO DE MÚSCULO ORBICULAR

Em pacientes com pálpebra espessa, procedemos a remoção de uma fita do músculo orbicular. Este procedimento não é feito em pessoas idosas com pálpebras mais fina.

 Esta página tem conteúdo em Realidade aumentada.
Acesse o app IPO Blefaroplastia, clique em começar.
Aponte a câmera do seu smartphone ou tablet para a imagem acima.

PASSO 6 – DESCOLAMENTO DA GORDURA GALEAL

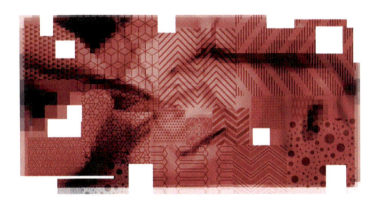

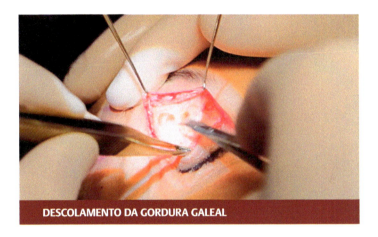

DESCOLAMENTO DA GORDURA GALEAL

O retalho musculocutâneo da porção superior da incisão é descolado atingindo-se a região do Roof e posteriormente a abertura da gordura galeal quando há a necessidade de transposição ou ressecção desta gordura em tratamento de suspensão de supercílio ou tratamento da órbita senil.

 Esta página tem conteúdo em Realidade aumentada.
Acesse o app IPO Blefaroplastia, clique em começar.
Aponte a câmera do seu smartphone ou tablet para a imagem acima.

CAPÍTULO 2

PASSO 7 — RETIRADA DA GORDURA GALEAL

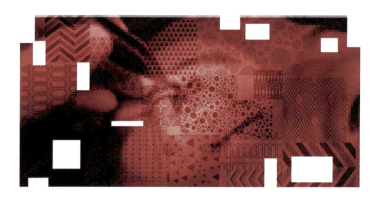

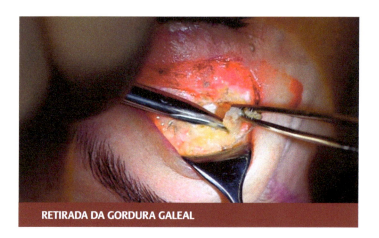

RETIRADA DA GORDURA GALEAL

Quando existe a necessidade de suspensão do supercílio, fazemos a retirada da gordura galeal com a ressecção do ligamento orbitário e dos músculos depressores do supercílio.

 *Esta página tem conteúdo em Realidade aumentada.
Acesse o app IPO Blefaroplastia, clique em começar.
Aponte a câmera do seu smartphone ou tablet para a imagem acima.*

BLEFAROPLASTIA SUPERIOR

PASSO 8 — SECCIONAR O PERIÓSTEO

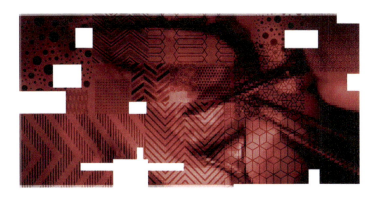

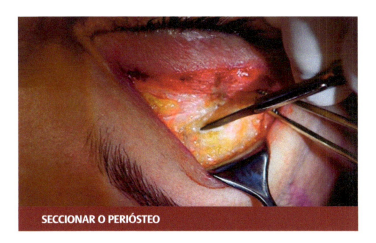
SECCIONAR O PERIÓSTEO

A técnica de Vera Cardim de elevação do supercílio se faz com a secção de um "*template*" de periósteo de 1 cm de conformação triangular na região temporal, zerando na região nasal.

 Esta página tem conteúdo em Realidade aumentada.
Acesse o app IPO Blefaroplastia, clique em começar.
Aponte a câmera do seu smartphone ou tablet para a imagem acima.

PASSO 9 — DESCOLAR O PERIÓSTEO

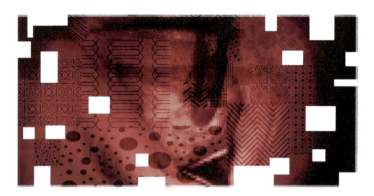

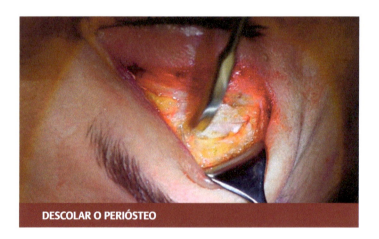

DESCOLAR O PERIÓSTEO

Usando um descolador, removemos o periósteo do "*template*".

 Esta página tem conteúdo em Realidade aumentada.
Acesse o app IPO Blefaroplastia, clique em começar.
Aponte a câmera do seu smartphone ou tablet para a imagem acima.

PASSO 10 – SECÇÃO DO LIGAMENTO ORBITAL

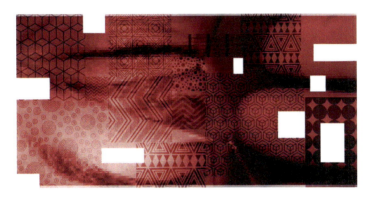

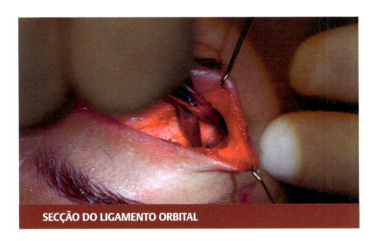

SECÇÃO DO LIGAMENTO ORBITAL

O ligamento orbital é seccionado na porção lateral da órbita. Esse ligamento funciona como um elemento de fixação da cauda do supercílio e sua secção provoca a elevação da mesma.

 Esta página tem conteúdo em Realidade aumentada.
Acesse o app IPO Blefaroplastia, clique em começar.
Aponte a câmera do seu smartphone ou tablet para a imagem acima.

PASSO 11 — SUTURA

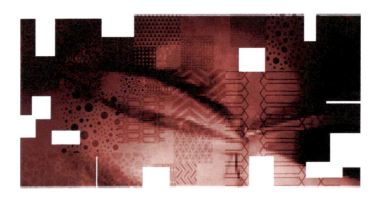

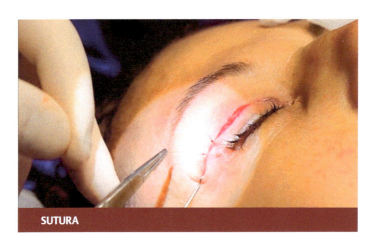

A pele é suturada com fio de *nylon* 5-0 contínuo subcuticular na porção intercantal e na porçao lateral com 3 pontos simples com *nylon* 6-0.

Esta página tem conteúdo em Realidade aumentada.
Acesse o app IPO Blefaroplastia, clique em começar.
Aponte a câmera do seu smartphone ou tablet para a imagem acima.

SUSPENSÃO TRANSPALPEBRAL DE SUPERCÍLIO

TÉCNICA DE ANDERSON

Anderson, o mesmo autor da cantoplastia no tratamento do ectrópio da pálpebra inferior, desenvolveu uma técnica de remoção dos músculos depressores de pálpebra superior liberando a ação do músculo frontal como único suspensor para elevar o supercílio. Ou seja, inativar (ressecar) os músculos que fazem a queda do supercílio e deixar o músculo frontal que é responsável pela suspensão do supercílio.

Isso acontece através do acesso ao **ROOF** pela incisão de pálpebra superior, com descolamento de retalho do músculo cutâneo de pálpebra superior, dissecando até o músculo frontal.

O descolamento subperiosteal da fronte e da região temporal, no plano entre as fáscias temporal superficial e profunda, é de extrema importância para potencializarmos o resultado.

Na região temporal, seccionamos o ligamento orbitário e descolamos a gordura galeal onde se localizam os músculos depressores do supercílio, músculo orbicular e músculo corrugador do supercílio. Medialmente, a porção transversa do corrugador é atravessada pelo nervo supratroclear e devemos ter cuidado para não o lesarmos. O músculo é seccionado para proteger o nervo e assim temos acesso ao músculo depressor do supercílio, mais medialmente, que é seccionado e removido.

SUSPENSÃO DO SUPERCÍLIO (MC CORDY)

Através do acesso transpalpebral superior e espaço do **ROOF** é descolado acima do rebordo ósseo orbitário.

Um ponto, com violeta genciana, é marcado a 10 milímetros acima do rebordo na região temporal (no periósteo).

Com uma agulha, atravessamos a pele no último cílio do supercílio.

Nesta região, por dentro, passamos uma sutura de Vycril 3-0 e fixamos a cauda do supercílio ao ponto marcado no periósteo.

Esta técnica não é extremamente confiável e, por isto, é pouca utilizada.

SUSPENSÃO DO SUPERCÍLIO VIA REGIÃO TEMPORAL E FRONTAL (CIRURGIA DE SUSPENSÃO TEMPORAL)

CAPÍTULO 4

Quando observamos que o supercílio (sobrancelha) está em uma posição inadequada, deveremos corrigi-lo com a técnica que julgarmos mais eficiente.

A suspensão do supercílio via região temporal ou, simplesmente, suspensão temporal é uma técnica que corrige a cauda do supercílio. É usada nos casos de ptose da cauda do supercílio que produz um excesso de pele na região lateral das pálpebras (acima dos "pés de galinha"), que não conseguimos corrigir por meio da incisão da blefaroplastia superior para não estendermos a cicatriz que fica aparente nos pacientes.

Essa técnica consiste em fazer uma ressecção de um triângulo no couro cabeludo, na região temporal, de 2,5 cm de comprimento por 1 cm na maior largura. Após, fazemos um descolamento entre as fáscias superficial e profunda temporal para estarmos em uma região segura em relação a inervação. O descolamento vai em direção à cauda do supercílio (nesta região podemos encontrar a veia sentinela que "protege" os ramos do nervo facial), separando a região lateral do rebordo orbitário e rompendo a linha temporal para podermos descolar a fronte em um plano subperiosteal.

Após esse passo, e por meio da incisão da blefaroplastia superior, iremos descolar o rebordo lateral e soltar o ligamento orbitário, estrutura que prende (*check ligament*) a cauda do supercílio evitando que a mesma consiga subir, fazendo efeito de "âncora".

Também faremos um descolamento por baixo do músculo orbicular em direção ao rebordo ósseo superior, encontrando o plano do ROOF (*retro-orbicular orbital fat*). Após passarmos por cima da margem do rebordo orbitário, incisaremos o periósteo e faremos um descolamento retrogrado até encontrarmos o descolamento da região temporal e frontal, unido estes descolamentos.

Então, com todos os tecidos descolados e os ligamentos soltos, fixaremos por meio de suturas de Vicryl 3-0 a fáscia temporal superficial em um ponto mais alto do periósteo para suspensão da cauda do supercílio.

Após, fecharemos o triângulo ressecado na região temporal com pontos subcutâneos de Vicryl 3-0 e *nylon* 4-0 no couro cabeludo.

Fecha-se a incisão do sulco palpebral (da blefaroplastia superior) conforme já foi descrito.

A suspensão do supercílio da região frontal corrige o corpo e a cabeça do supercílio, e ela pode ser feita isolada (caso se queira corrigir somente corpo e cauda) ou pode ser associada à suspensão temporal.

A técnica consiste em mais um triângulo ressecado de couro cabeludo exatamente na mesma altura da região correspondente onde o cirurgião quer suspender o supercílio.

Faz-se o descolamento subperiosteal até o rebordo orbitário, sempre respeitando a região do nervo supraorbital. Realizam-se as mesmas suturas descritas acima para suspensão desta região.

Pode-se associar a técnica da suspensão temporal, se quisermos um efeito na cauda do supercílio.

SUSPENSÃO DO SUPERCÍLIO VIA REGIÃO TEMPORAL E FRONTAL (CIRURGIA DE SUSPENSÃO TEMPORAL)

PASSO 1 — INFILTRAÇÃO DA REGIÃO TEMPORAL

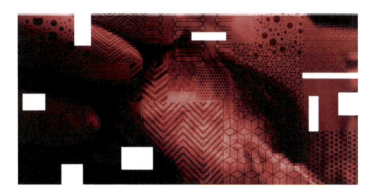

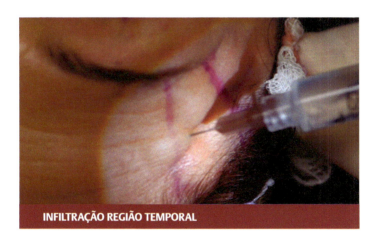

INFILTRAÇÃO REGIÃO TEMPORAL

Com uma agulha longa, fazemos a infiltração com a mesma solução na região temporal até o supercílio.

 Esta página tem conteúdo em Realidade aumentada.
Acesse o app IPO Blefaroplastia, clique em começar.
Aponte a câmera do seu smartphone ou tablet para a imagem acima.

PASSO 2 – RESSECÇÃO DO TRIÂNGULO DE PELE DO COURO CABELUDO

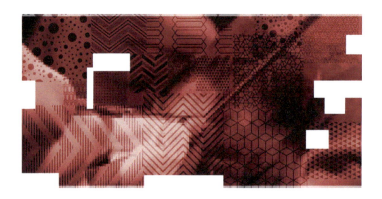

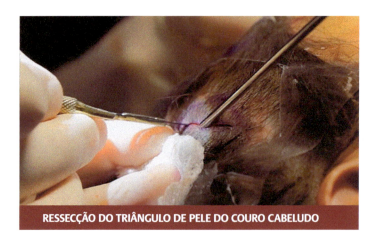

RESSECÇÃO DO TRIÂNGULO DE PELE DO COURO CABELUDO

A seguir, fazemos as incisões e removemos o triângulo de couro cabeludo.

Esta página tem conteúdo em Realidade aumentada.
Acesse o app IPO Blefaroplastia, clique em começar.
Aponte a câmera do seu smartphone ou tablet para a imagem acima.

SUSPENSÃO DO SUPERCÍLIO VIA REGIÃO TEMPORAL E FRONTAL (CIRURGIA DE SUSPENSÃO TEMPORAL)

PASSO 3 – DESCOLAR ENTRE A FÁSCIA TEMPORAL PROFUNDA E A SUPERFICIAL

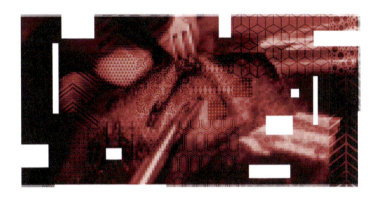

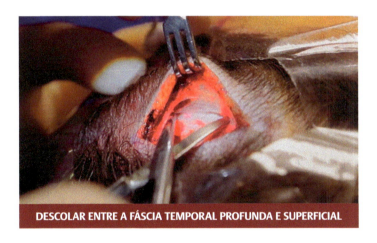

DESCOLAR ENTRE A FÁSCIA TEMPORAL PROFUNDA E SUPERFICIAL

Descolamos o couro cabeludo entre a fáscia temporal profunda e a superficial.

 Esta página tem conteúdo em Realidade aumentada.
Acesse o app IPO Blefaroplastia, clique em começar.
Aponte a câmera do seu smartphone ou tablet para a imagem acima.

PASSO 4 – ROMPER A LINHA TEMPORAL

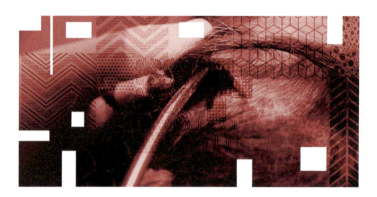

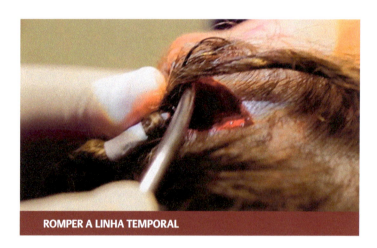

Cortamos a inserção do músculo temporal separando o tecido mole até a região periocular, descolando a inserção do supercílio em direção à região orbitária. Nessa dissecção temos que proteger a veia sentinela.

*Esta página tem conteúdo em Realidade aumentada.
Acesse o app IPO Blefaroplastia, clique em começar.
Aponte a câmera do seu smartphone ou tablet para a imagem acima.*

SUSPENSÃO DO SUPERCÍLIO VIA REGIÃO TEMPORAL E FRONTAL (CIRURGIA DE SUSPENSÃO TEMPORAL)

PASSO 5 – FIXAR A FÁSCIA NO PERIÓSTEO

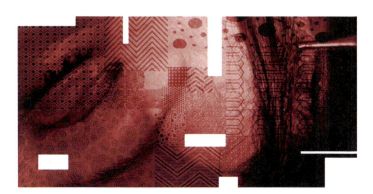

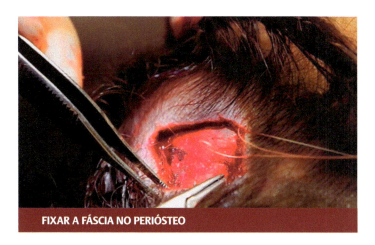

FIXAR A FÁSCIA NO PERIÓSTEO

A fáscia superficial na região do ápice do triângulo é fixada ao periósteo da porção posterior do mesmo triângulo usando sutura de *Vycril* 3-0.

 Esta página tem conteúdo em Realidade aumentada.
Acesse o app IPO Blefaroplastia, clique em começar.
Aponte a câmera do seu smartphone ou tablet para a imagem acima.

PASSO 6 – SUTURA DO COURO CABELUDO

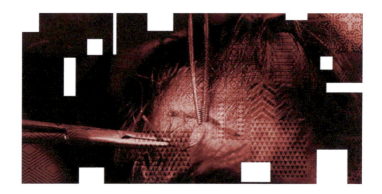

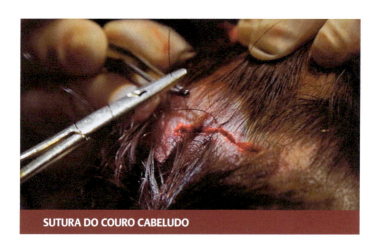

SUTURA DO COURO CABELUDO

A incisão do couro cabeludo é suturada com *nylon* 3-0 ou 4-0 usando-se pontos *near-far – far-near*.

 *Esta página tem conteúdo em Realidade aumentada.
Acesse o app IPO Blefaroplastia, clique em começar.
Aponte a câmera do seu smartphone ou tablet para a imagem acima.*

BLEFAROPLASTIA INFERIOR

A cirurgia plástica da pálpebra inferior consiste em retirar o excesso de pele, resolver o problema das bolsas de gordura e volume, e reestruturação dos componentes. Essa técnica pode ser usada, também, para correção da fratura do assoalho orbitário com enoftalmia, porém com rebordo orbitário intacto.

Além da retirada de pele, uma parte importante é o tratamento das bolsas de gordura e volume da pálpebra inferior. Utilizamos várias técnicas, dependendo do caso:

- Retirada do excesso das bolsas de gordura através da abertura do septo orbital. A pálpebra inferior possui três bolsas de gordura (central, medial e lateral). Ter cuidado para não lesar o músculo oblíquo inferior que se encontra entre as bolsas de gordura central e medial.
- Reposicionamento das bolsas de gordura para tratamento de defeitos de uniformidade e volume.
- Reforço do septo orbital utilizando a técnica de cauterização (*spotwelding*).

Para isso, utilizamos duas técnicas:

- Blefaroplastia transconjuntival.
- Blefaroplastia eclética.

BLEFAROPLASTIA TRANSCONJUNTIVAL COM OU SEM *PINCH* DE PELE

A técnica é usada em pacientes mais jovens que apresentam apenas aumento de bolsas de gordura, podendo ter um pouco de excesso de pele ou não.

Logo após a infiltração local com anestésico, realizamos uma manobra de eversão da pálpebra inferior. É feita uma incisão 2-4 mm abaixo da placa tarsal. Dissecamos em um plano o pré-septo orbital, deixando a pele e o músculo para cima e o septo orbital, bolsas de gordura e a conjuntiva para baixo (Fig. 5-1). São realizados abertura do septo orbital e tratamento da gordura (pouca ressecção ou reposicionamento). A incisão é fechada com *vicryl* 6.0 com os nós virados para dentro.

Quando o paciente tem um pouco de excesso de pele, podemos utilizar em conjunto com a blefaroplastia inferior a técnica de *pinch* de pele em que usamos a pinça de Green. Com a compressão da pinça, demarcamos o excesso de pele a ser retirado com uma tesoura. Fechamos com 2 a 3 pontos separados de *mononylon* 6.0, que serão retirados em 7 dias (Fig. 5-2).

CAPÍTULO 5

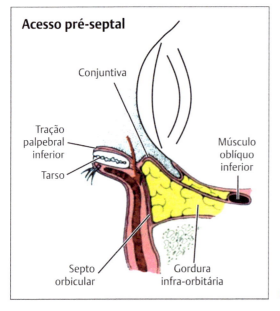

Fig. 5-1. Acesso pré-septal.

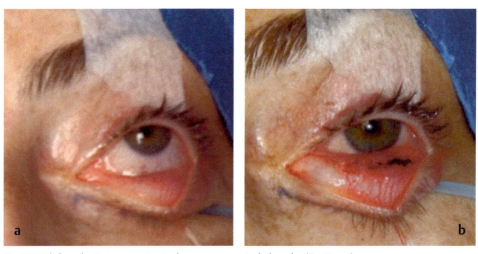

Fig. 5-2. Blefaroplastia transconjuntival com ou sem *pinch* de pele. *(Continua.)*

BLEFAROPLASTIA INFERIOR

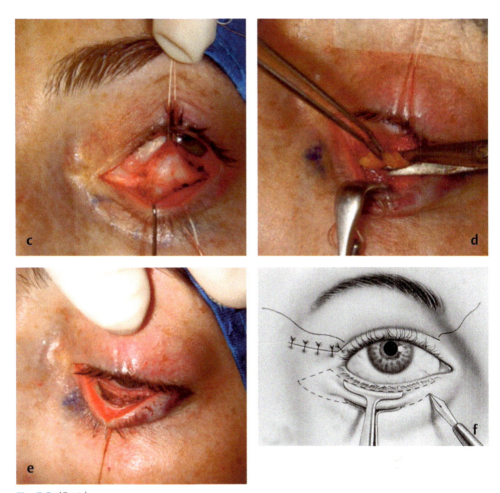

Fig. 5-2. *(Cont.)*

BLEFAROPLASTIA ECLÉTICA

É usada em pacientes com mais idade que apresentam aumento de bolsas de gordura, excesso de pele, flacidez ou mal posicionamento de margem palpebral e mal posicionamento do m. orbicular (podemos utilizar esta técnica para acesso de suspensão zigomática para correção do "bigode chinês").

Esta técnica é uma combinação de várias técnicas que fomos aprendendo e algumas que desenvolvemos durante os anos de experiência, chegando a uma composição de muito sucesso e ótimos resultados.

É considerada uma técnica estruturada, pois tem a preservação do músculo pré-tarsal a utilização de cantopexia ou cantoplastia e a elevação do músculo orbicular (orbiculoplastia).

Desenvolvemos uma sequência de passos a seguir, em que só existem duas opções variáveis para você optar:

- Cantopexia ou cantoplastia: em pacientes que apresentem grande flacidez ou mau posicionamento da margem palpebral, será utilizada a cantoplastia e, nos demais pacientes, utilizaremos a cantopexia.
- Tratamento da gordura será de acordo com a avaliação de cada caso, como descrito anteriormente no texto.

A sequência da técnica eclética é:

1. Incisão: meatotomia e incisão subciliar.
2. Retalho cutâneo (8 mm).
3. Incisão do músculo orbicular pré-tarsal/pré-septal.
4. Retalho musculocutâneo pré-septal.
5. Tratamento da "gordura".
6. Cantoplastia/cantopexia.
7. Suspensão zigomática (se necessária).
8. Ressecção de pele e sutura.

ORIENTAÇÕES PÓS-OPERATÓRIAS

A alta hospitalar é realizada algumas horas após o procedimento. É importante orientar o paciente a realizar compressas geladas, com frequência, nos três primeiros dias após a cirurgia.

Manter repouso relativo, cabeceira da cama elevada, evitando esforços na primeira semana.

Cuidados com exposição solar são essenciais nos dois meses que seguem a cirurgia.

Analgésicos simples, anti-inflamatórios e antibioticoterapia profilática são prescritos de rotina. Cuidados oculares, como o uso de colírios lubrificantes ou com corticoide e pomada noturna para proteção da córnea, também estão indicados.

A retirada dos fios de sutura palpebrais é feita entre 5 e 7 dias após a cirurgia. Os pontos do couro cabeludo são removidos entre 10-14 dias.

Orientar o paciente a retornar precocemente em caso de dúvida ou qualquer complicação.

POSSÍVEIS COMPLICAÇÕES

Equimoses são frequentes e geralmente não necessitam intervenções. Deve-se orientar o uso de compressas geladas, repouso e evitar exposição solar. Hematomas leves podem ser resolvidos com massagem local em direção às incisões para drenagem espontânea. Hematomas maiores devem ser drenados cirurgicamente, de modo a evitar complicações, como hematomas retro-orbitários ou evolução para abscessos.

Os fios de sutura podem formar cistos de inclusão ou granulomas, que podem ser removidos com massagem local ou remoção cirúrgica.

Ressecções excessivas podem gerar retrações palpebrais, lagoftalmo e *scleral show*, que podem necessitar correção cirúrgica de reconstrução da pálpebra. Infecções das feridas operatórias podem ser tratadas com antibióticos sistêmicos associados a antibióticos tópicos.

COMPLICAÇÕES

- Tratamento clínico.
  - Deiscência de sutura.
  - Sangramento pós-operatório.

- Edema conjuntival.
- Ectrópio temporário.
- Infecções/abscessos.
- Tratamento cirúrgico.
  - Entrópio cicatricial.
  - Ectrópio cicatricial.
  - Retração palpebral cicatricial.
  - Mau resultado – mau posicionamento palpebral.
  - Lesão do sistema lacrimal.
  - Cicatriz hipertrófica.
  - Granuloma piogênico.
  - Hematoma orbitário.

PASSO 1 – MEATOTOMIA E INCISÃO SUBCILIAR

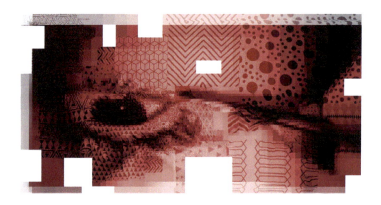

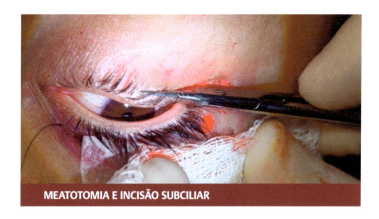

MEATOTOMIA E INCISÃO SUBCILIAR

Meatotomia é a incisão na porção lateral da pálpebra com cerca de 8 a 10 mm, cujo objetivo é fazer a conexão com a incisão subciliar para ter acesso ao canto externo da órbita e aos tendões cantais externos. A incisão subciliar é feita a aproximadamente 2 mm abaixo dos cílios e se estendem até o canto interno.

 Esta página tem conteúdo em Realidade aumentada.
Acesse o app IPO Blefaroplastia, clique em começar.
Aponte a câmera do seu smartphone ou tablet para a imagem acima.

PASSO 2 – DESLOCAMENTO DE PELE

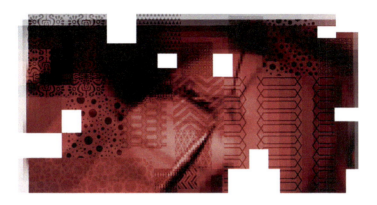

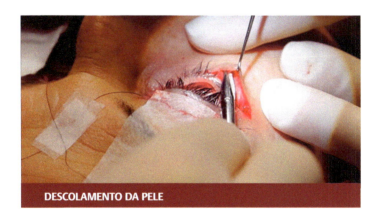

DESCOLAMENTO DA PELE

A partir das incisões, faz-se o descolamento da pele inferior superior e lateral da meatotomia conectando-se ao descolamento de um retalho de 8 mm na incisão subciliar até o canto interno. Desta forma a porção tarsal do músculo orbicular fica protegida.

 Esta página tem conteúdo em Realidade aumentada.
Acesse o app IPO Blefaroplastia, clique em começar.
Aponte a câmera do seu smartphone ou tablet para a imagem acima.

PASSO 3 – CORTAR/SEPARAR MÚSCULO ORBICULAR (PRÉ-SEPTAL DO PRÉ-TARSAL)

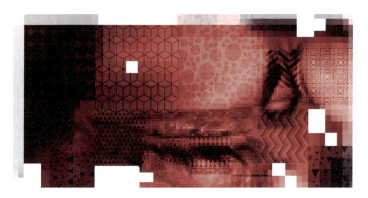

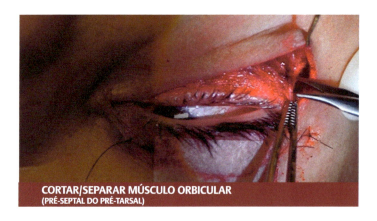

O músculo pré-tarsal é separado da porção pré-septal do músculo orbicular.

*Esta página tem conteúdo em Realidade aumentada.
Acesse o app IPO Blefaroplastia, clique em começar.
Aponte a câmera do seu smartphone ou tablet para a imagem acima.*

PASSO 4 — EXPOSIÇÃO E REPOSICIONAMENTO DA BOLSA DE GORDURA

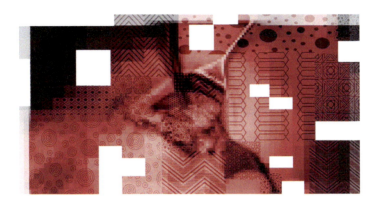

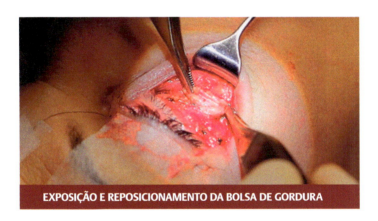

EXPOSIÇÃO E REPOSICIONAMENTO DA BOLSA DE GORDURA

O retalho musculocutâneo septal e orbitário com a pele palpebral é separado do septo orbitário até o rebordo orbitário. Com a separação musculocutânea e abertura do septo, fica exposta a gordura orbitária. Esta gordura dispõe-se em três compartimentos: O central que é separado do compartimento nasal pelo músculo oblíquo inferior. O compartimento lateral fica na região temporal da órbita. As bolsas são abertas e o excesso de gordura é removido, e/ou transposto para produzir o preenchimento do sulco palpebral (por exemplo o sulco lacrimal).

 Esta página tem conteúdo em Realidade aumentada.
Acesse o app IPO Blefaroplastia, clique em começar.
Aponte a câmera do seu smartphone ou tablet para a imagem acima.

PASSO 5 – CANTOPEXIA

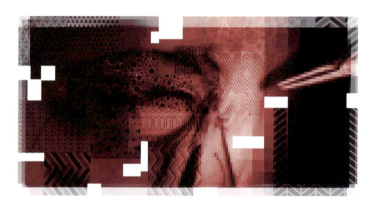

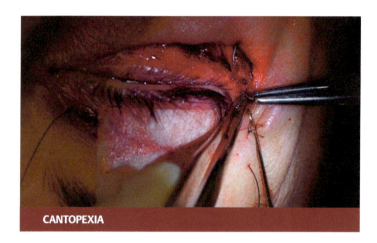
CANTOPEXIA

A cantopexia é um procedimento de fixação da porção externa do tendão cantal ao rebordo orbitário no ligamento de Whitnall. Utilizamos o *Vicryl* 5-0. O objetivo da cantopexia é a prevenção da distopia cantal da blefaroplastia.

Esta página tem conteúdo em Realidade aumentada.
Acesse o app IPO Blefaroplastia, clique em começar.
Aponte a câmera do seu smartphone ou tablet para a imagem acima.

PASSO 6 – RESSECÇÃO DE EXCESSO DE PELE

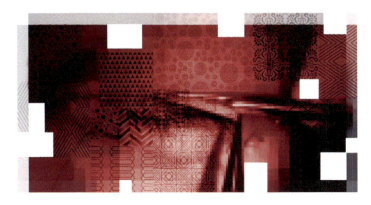

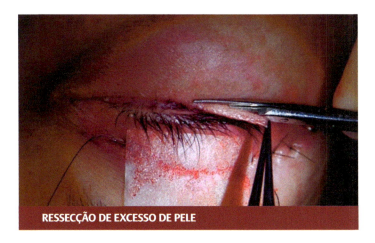

RESSECÇÃO DE EXCESSO DE PELE

A ressecção do excesso de pele é feita através de uma incisão vertical da pele no canto externo. Desta forma estabelecemos dois triângulos de pele, o central e o lateral. A região lateral é ressecada e suturada a meatotomia respeitando-se o degrau de pele entre a meatotomia e a incisão subciliar.

 Esta página tem conteúdo em Realidade aumentada.
Acesse o app IPO Blefaroplastia, clique em começar.
Aponte a câmera do seu smartphone ou tablet para a imagem acima.

CAPÍTULO 5

PASSO 7 — REPOSICIONAMENTO DO MÚSCULO ORBICULAR

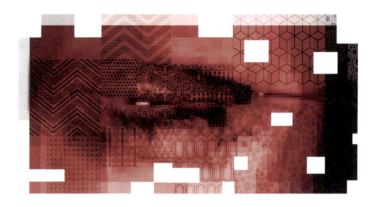

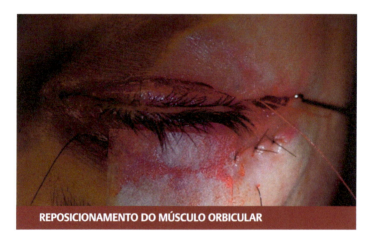

REPOSICIONAMENTO DO MÚSCULO ORBICULAR

O componente pré-septal do músculo orbicular é descolado da pele e estendido lateralmente com a suspensão do retalho miocutâneo que é fixado ao rebordo lateral e à cantopexia (retalho de NAHAI).

 Esta página tem conteúdo em Realidade aumentada.
Acesse o app IPO Blefaroplastia, clique em começar.
Aponte a câmera do seu smartphone ou tablet para a imagem acima.

BLEFAROPLASTIA INFERIOR

PASSO 8 — SUTURA FINAL

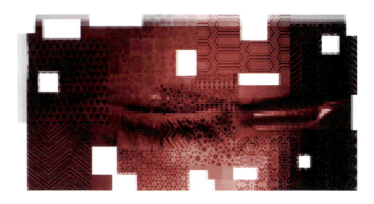

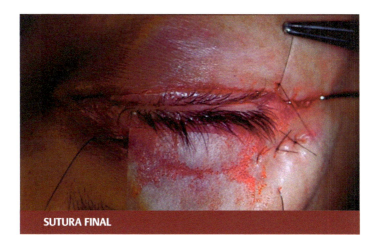

SUTURA FINAL

A inscisão de pele é suturada com *nylon* 6-0 em pontos separados. Alternativamente pode-se usar o Gatgut 6-0 de pele.

 Esta página tem conteúdo em Realidade aumentada.
Acesse o app IPO Blefaroplastia, clique em começar.
Aponte a câmera do seu smartphone ou tablet para a imagem acima.

ÍNDICE REMISSIVO

A
Adrenalina
  + xilocaína
    infiltração, 9
Anderson
  técnica de, 19
Aponeurose, 6
  ressecção da, 6

B
Blefaroplastia, 1-4
  anatomia, 1
  avaliação do paciente
    e diagnóstico, 3
  definição, 1
  documentação fotográfica, 4
  inferior, 29
    complicações, 32
    eclética, 31
    orientações pós-operatórias, 32
    possíveis complicações, 32
    transconjuntival
      com ou sem *pinch* de pele, 29
  pálpebra
    inferior, 4
    superior, 3
  superior, 5-18
    oriental, 5
      ocidentalização da, 5
    passos cirúrgicos da, 5
    técnica cirúrgica, 5
Bolsa(s)
  de gordura palpebral, 2, 29
    avaliação das, 4
    exposição
      e reposicionamento da, 37

C
Cantopexia, 38
Cauterização, 11
  de músculo orbicular, 12

Cautério
  bipolar, 11
Couro cabeludo
  ressecção do triângulo de pele do, 24
  sutura do, 28

D
Deslocamento
  de pele, 35
Documentação
  fotográfica, 4

E
Equimoses, 32

F
Fáscia
  fixar no periósteo, 27
  temporal profunda
    e superficial
      descolar entre, 25
Frost
  sutura de, 6

G
Genciana
  violeta de, 8
Gordura
  galeal
    deslocamento da, 13
    retirada da, 14
  orbitária
    tratamento da, 5

H
Hematomas, 32

I
Incisão subciliar, 32
Infiltração
  xilocaína + adrenalina, 9

L

Ligamento
  de Whitnall, 6, 38
  orbital
    secção do, 17
Linha temporal
  romper a, 26

M

Margem
  palpebral, 4
    elevação da, 6
Mc Cordy, 19
Meatotomia
  e incisão subciliar, 32
Músculo
  orbicular
    cauterização de, 12
    cortar/separar
      pré-septal
        do pré-tarsal, 36
    reposicionamento do, 40

O

Órbita
  senil
    tratamento cirúrgico da, 6, 13

P

Pálpebra(s)
  camadas das, 1
  inferior, 3
    cirurgia plástica das, 29
  superior, 3
    incisão da
      retirada de pele, 10
Pele
  deslocamento de, 3
  excesso de
    avaliação, 4
    ressecção de, 39
Periósteo
  descolar o, 16
  fixar a fáscia no, 27
  seccionar o, 15
Plano
  de ROOF, 6
Ptose
  congênita, 6
  palpebral
    superior, 6
      tratamento cirúrgico
        por via externa, 6
          grau, 6

R

Região malar
  ptose de
    avaliação da, 4
Região temporal
  infiltração da, 23
Retalho
  musculocutâneo, 13
  septal
    e orbitário, 36
ROOF
  acesso a, 19
  plano de, 6

S

Septo orbital, 2
Sulco palpebral
  superior
    marcação lateral da pálpebra, 8
Supercílio
  músculos depressores do, 14
  suspensão do, 14
    transpalpebral, 19
      Mc Cordy, 19
      técnica de Anderson, 19
    via região temporal e frontal, 21
Sutura, 18
  de Frost, 6
  final, 41

T

Técnica
  de Vera Cardim, 15

V

Vera Cardim
  técnica de, 15
Violeta
  de Genciana, 8

X

Xilocaína
  + adrenalina
    infiltração, 9

W

Whitnall
  ligamento de, 6, 38